QUELQUES NOTES

SUR LA

CHIRURGIE ANTISEPTIQUE

EN ALLEMAGNE

PAR

M. Ant. PONCET

Professeur à la Faculté,
Chirurgien-Major désigné de l'Hôtel-Dieu de Lyon.

LYON

ASSOCIATION TYPOGRAPHIQUE

GIRAUD, RUE DE LA BARRE, 12

1882

SUR LA CHIRURGIE ANTISEPTIQUE

EN ALLEMAGNE

QUELQUES NOTES

SUR LA

CHIRURGIE ANTISEPTIQUE

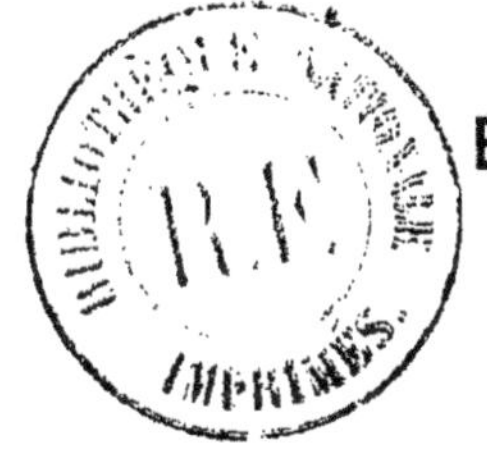

EN ALLEMAGNE

PAR

M. Ant. PONCET

Professeur à la Faculté,
Chirurgien-Major désigné de l'Hôtel-Dieu de Lyon.

LYON

ASSOCIATION TYPOGRAPHIQUE

GIRAUD, RUE DE LA BARRE, 12

1882

QUELQUES NOTES

SUR LA

CHIRURGIE ANTISEPTIQUE

EN ALLEMAGNE

Depuis la guerre franco-allemande ce n'est pas sans un serrement de cœur que l'on traverse les frontières du Rhin, tant de souvenirs se présentent à l'esprit et vous rappellent des heures terribles, qu'aux premiers pas faits dans l'Alsace, on hésite à continuer sa route.

On redoute un accueil froid, peut-être dédaigneux, on craint de se heurter à des difficultés de tout genre, soit que, peu familiarisé avec la langue, on suppose ne pas tirer grand profit d'un tel voyage, soit que la perspective d'un défaut de bienveillance, d'une antipathie mal dissimulée n'intervienne pour vous retenir. Ces impressions douloureuses, je les ai éprouvées pendant les quelques semaines que j'ai passées en Allemagne ; elles ont été, dans maintes circonstances, évoquées par des trophées de victoires, témoignage douloureux de nos défaites. Quant aux autres considérations, elles n'ont pas leur raison d'être. Partout, et particulièrement dans les hôpitaux, avec un de mes amis, le Dr Pouzet de Privas, nous avons pu nous faire comprendre et causer en français, nous avons trouvé une politesse parfaite, je dirai plus, une affabilité obligeante ; la courtoisie dépassait souvent ce que nous pouvions souhaiter et les impedimenta divers prévus d'avance n'existaient guère que dans notre imagination.

Si, au début de ces lignes, j'insiste sur les facilités à l'heure actuelle d'un voyage scientifique en Allemagne, c'est que l'on est trop enclin à exagérer les difficultés que je viens de signaler ; si l'on quitte la France, on suit un autre itinéraire, alors cependant qu'il importe de visiter un tel pays afin, comme on l'a répété si souvent depuis douze ans, d'y prendre ce qu'il peut offrir de bon.

Science et patriotisme marchent ensemble : d'un voyage en Allemagne on revient meilleur Français; en chirurgie, l'enseignement, la thérapeutique sont, sur nombre de points, différents de notre *modus faciendi*, et il serait puéril d'insister sur l'utilité d'une telle comparaison. Apprendre la langue allemande est aujourd'hui une nécessité; mais voir l'Allemagne chez elle, avec ses institutions, son organisation, devient également une obligation pour quiconque peut voyager.

Les hôpitaux des grandes villes que j'ai visités : Strasbourg, Munich, Vienne, Prague, Leipsick, Halle, etc., sont loin de se ressembler. Il faut, en effet, établir deux catégories d'hôpitaux : ceux d'ancienne date et dont la construction remonte tout au moins avant la guerre, et ceux plus récents bâtis dans ces dernières années. Les premiers, comme à Munich, Vienne, Berlin, diffèrent peu de nos hôpitaux ; ce sont de grands caravansérails renfermant des centaines de malades; cependant les salles, plus ou moins bien aérées, sont plutôt petites et contiennent seulement de vingt à trente blessés. Nulle part de rideaux ou de baldaquins au-dessus des lits, la plupart en bois et d'une extrême simplicité. Chaque malade a sa table de nuit servant aussi de plate-forme, d'étagère pour la vaisselle, les objets usuels. Dans les salles, la propreté ne laisse rien à désirer; sur de grandes tables s'étalent les pièces du pansement antiseptique, des cuvettes, des bonbonnes remplies de solutions phéniquées, partout on emploie le pansement de Lister plus ou moins modifié.

Les conditions hygiéniques générales ne nous ont guère paru préférables à celles de nos hôpitaux ; il faut cependant tenir compte d'un moins grand nombre de blessés que dans les salles de notre Hôtel-Dieu, par exemple, et d'un espace plus grand laissé entre les lits. Quant aux salles d'opérations, aux amphithéâtres des cours, plus ou moins spacieux et bien éclairés, ils ressemblent à ce que nous connaissons.

Dans l'hémicycle où le chirurgien opère, il a sous la main tout le matériel antiseptique : récipients, éponges d'une propreté listérienne, flacons de catgut, de fils de soie phéniqués, etc. ; en un mot, il existe là un aménagement complet, un outillage perfectionné qui fait de ce local une salle d'opérations, de pansements, et non pas un appartement n'offrant avec d'autres salles qu'une différence de nom. Aujourd'hui, en effet, si l'on veut scrupuleusement se conformer aux règles de la méthode antiseptique, se mettre à l'abri des germes, s'opposer efficacement à l'infection des plaies, il faut un arsenal thérapeutique nouveau répondant à toutes les indications d'une asepsie parfaite de la part du chirurgien, des aides, des instruments, etc.

La table d'opérations, accessoire important, est faite à peu près partout sur le même modèle et se trouve désignée dans les catalogues sous le nom de « modèle anglais ». Cette table offre comme avantages d'être très-longue et très-étroite, c'est-à-dire de la largeur d'un homme de corpulence ordinaire, de sorte que le malade est beaucoup plus sous la main de l'opérateur et mieux à portée des aides ; d'autre part, elle peut s'élever en totalité ou en partie par des mécanismes très-simples. La partie sur laquelle on opère est ainsi placée juste à la hauteur où le chirurgien le désire, sans qu'on soit forcé d'accumuler, comme sur une table ordinaire, des coussins qui glissent ou que le malade dérange par les mouvements qu'il fait inconsciemment.

Dans tous les services chirurgicaux on s'est efforcé de tirer le meilleur parti des locaux existants ; ils paraissent aménagés en vue d'une grande propreté, et grâce à l'application du pansement antiseptique, l'absence de complications nosocomiales serait aussi complète dans les anciens hôpitaux que partout ailleurs.

Quant aux hôpitaux de construction récente, comme ceux de Strasbourg, Leipsick, Halle, ils sont installés dans des conditions magnifiques.

Le nouvel hôpital de la capitale de l'Alsace, inauguré il y a seulement un an, et dont le service chirurgical est confié à M. le professeur Lucke, peut servir de modèle aux établissements de ce genre. Avec son perron, ses vérandas, il ressemble à une villa des bords de la Méditerranée. L'illusion persiste quand on pénètre dans cet hôtel presque luxueux où téléphones, systèmes perfectionnés de chauffage, de ventilation, salles de bains, etc., réalisent tous les *desiderata* d'une installation hospitalière parfaite.

L'hôpital exclusivement chirurgical, sous la direction d'un seul professeur, ne contient que 120 lits pour hommes, femmes et enfants ; chaque salle renferme de 15 à 20 malades que l'on sépare facilement dans des salles voisines ou cabinets d'isolement. L'amphithéâtre d'opérations répond à l'organisation générale ; dans les moindres détails comme dans le plan d'ensemble, on reconnaît la main d'un homme compétent dont on a suivi toutes les indications, alors que l'on pouvait disposer de sommes considérables et que rien d'utile n'était trop cher. Cette générosité des villes, de l'Etat, au point de vue de la création, jamais trop coûteuse, de centres universitaires, a certainement augmenté depuis la guerre et pour les raisons que nous connaissons; mais bien avant existaient de vastes édifices en rapport avec toutes les exigences de la science contemporaine, et dans cet ordre d'idées le mouvement progressiste ne fait que s'accentuer.

A la clinique chirurgicale de Strasbourg, j'ai vu employer dans les pansements la poudre de naphthaline, dont les propriétés antiseptiques ont fait l'objet d'un travail récent du docteur Fischer. Ce produit, d'une odeur très-désagréable mais d'une grande modicité de prix et d'une innocuité à peu près complète, relativement à la poudre d'iodoforme si fortement incriminée depuis quelque temps en Allemagne, servait à recouvrir les plaies ; on saupoudrait à pleines mains les surfaces cruentées, puis on appliquait des couches épaisses de gaze (naphtalin-gaze).

C'est à l'hôpital général de cette ville que j'ai vu également employer pour la première fois la poudre d'iodoforme dans le premier pansement d'une plaie fraîche ; jusqu'alors, suivant les préceptes de Lister et comme la plupart des chirurgiens, j'en avais fait usage en tant que modificateur puissant des plaies anciennes, fongueuses.

Ma première visite avait été, en effet, pour notre ancienne Faculté de médecine, et le premier service chirurgical dans lequel je suis entré a été celui du professeur Eugène Bœckel, remplacé depuis quelques jours par son parent Jules Bœckel. Dans un tel service l'antisepsie est pratiquée avec une rigueur absolue, et de nombreux succès opératoires viennent encore démontrer l'excellence de la méthode (1). Nous avons vu trois

(1) Voyez : J. Bœckel. *Résection antiseptique du genou,* Société de

malades ayant subi une ostéotomie pour genu valgum et dont la guérison, comme dans vingt autres cas, n'avait été entravée par aucun accident.

Chez un malade atteint d'un épithéliome du bord droit de la langue, ce chirurgien distingué, afin d'enlever largement tout le néoplasme sans crainte d'hémorrhagie, pratiqua préalablement la ligature des deux linguales, opération préliminaire qui lui permettait en outre de s'assurer de la présence possible de petits ganglions malades dans la région sous-maxillaire. Tirant la langue au dehors avec des pinces de Museux, il put avec de forts ciseaux exciser bien en deçà du tissu malade sans perdre du sang. Quelques points de suture au catgut rapprochèrent les bords de la perte de substance linguale, les plaies des régions sous-maxillaires furent saupoudrées d'iodoforme, laissant une couche dorée à la surface, et dans la cavité buccale du côté correspondant à la section, fut placé un gros tampon de gaze iodoformée, des compresses de gaze phéniquée maintenues par un chevestre, complétèrent le pansement. Cet emploi de la poudre d'iodoforme, sur des plaies récentes, comme premier pansement après une opération, constitue un adjuvant puissant du pansement de Lister. L'iodoforme ainsi utilisé dans les solutions de continuité des conduits, des orifices naturels, conserve ses propriétés désinfectantes pendant des jours, des semaines; dans des régions où la putréfaction trouve réunies toutes les conditions de développement, les plaies restent sans odeur. Le malade que j'avais vu opérer est guéri depuis longtemps, et si j'ai rapporté avec quelques détails son observation, c'est que j'y trouve, dans le manuel opératoire et l'innocuité des

chirurgie, Paris 1881. — *Nouveaux faits d'ostéotomie*, Revue de chirurgie, juin 1882.

suites, une preuve bien nette des progrès accomplis en chirurgie dans ces dernières années.

Grâce, en effet, aux procédés antiseptiques mis en usage, l'opération préliminaire (ligatures des deux linguales) n'a aucune gravité, elle permet d'opérer tout à son aise sur un organe très-vasculaire, et dans l'excision de dépasser notablement les limites du mal, d'agir dans des tissus manifestement sains, ce qui, au point de vue de la récidive, a une importance capitale. Les pansements antiseptiques ont profondément modifié la thérapeutique chirurgicale, le couteau, le bistouri ont relégué dans les arsenaux les chaînes à écraseur, les appareils à torsion, à ligature, etc., qui paraissent déjà appartenir à un autre âge. Aujourd'hui, tout se fait ou tout peut être fait avec le couteau, c'est le règne de l'instrument tranchant, consacré par la simplicité de l'exécution et surtout l'innocuité des suites opératoires.

Depuis mon retour d'Allemagne, j'ai eu l'occasion d'opérer, à l'hôpital de la Croix-Rousse, deux épithéliomes de la langue, et j'ai eu recours préalablement à la ligature des deux linguales, près de leur origine, au-dessus de la grande corne, par conséquent avant l'origine de l'artère dorsale de la langue. Dans un cas, sans hémorrhagie aucune, j'ai pu enlever la moitié de l'organe et du plancher buccal envahi, ainsi que la glande sous-maxillaire correspondante, également malade. De gros ganglions cancéreux par continuité furent enlevés par la même voie, la faciale ayant été coupée entre deux ligatures. Au lieu de me servir d'iodoforme, je saupoudrai les plaies d'une couche épaisse de poudre de camphre, antiseptique non moins énergique et d'un prix beaucoup plus abordable (la poudre d'iodoforme coûte aux hôpitaux 60 francs le kilog., tandis que le kilog. de poudre de camphre ne revient qu'à 4 ou 5 francs).

La plaie se cicatrisa rapidement; le malade, qui éprouvait des douleurs extrêmement vives, ne souffre plus; trois mois se sont écoulés depuis l'opération, rien ne laisse supposer une récidive.

A Munich, dans le service de M. le professeur Nussbaüm, les plaies opératoires sont pansées de la même façon avec l'iodoforme, j'assistai à l'ablation d'une tumeur kystique du lobe droit de la thyroïde chez une jeune fille de 17 ans. L'opération n'offrit rien de particulier; l'ablation de la tumeur, circonscrite auparavant par un cercle de ligatures, ne donna lieu à aucun écoulement sanguin. Avant d'appliquer des sutures et de mettre un drain, le chirurgien promena sur toute la plaie ses doigts remplis d'iodoforme, s'attachant à faire pénétrer la poudre dans toutes les anfractuosités; les fils à suture serrés, on soupoudra largement toute la région qui fut recouverte de couches épaisses de gaze phéniquée.

Nulle part, en Allemagne, et j'aurai l'occasion de revenir sur ce point, je n'ai vu appliquer d'une manière rigoureuse le pansement de Lister. A Munich, à Vienne, par exemple, on ne se sert plus de protective, de mackintosh. On laisse de côté les pulvérisations, ou on les emploie mal; à Leipsick, l'acide salicylique a remplacé l'acide phénique; à Halle, dans le service de R. Volkmann, la pulvérisation a été détrônée par les lavages à grande eau, les arrosoirs ont succédé aux pulvérisateurs à mains ou à vapeur.

Un des services chirurgicaux les plus importants est celui de M. le professeur Billroth à l'hôpital général de Vienne. Les salles sont propres, bien aérées, mais l'ensemble n'a rien de luxueux: les lits en bois jaune, avec leur paillasse supportée par un grillage métallique, rappellent certains hôpitaux de petites villes où l'on manque d'argent pour faire mieux. Il semble, du reste, que ces locaux ont été aménagés suivant des nécessités progressives et qu'ils pourraient parfaitement recevoir une autre destination.

Le mouvement des malades dans un tel service paraît être considérable : le nombre des lits est, en effet, de 120 ; d'autre part, le professeur a le droit de renvoyer dans les salles de chirurgie voisines, les malades qu'il trouve de peu d'utilité au point de vue de l'enseignement ; il lui est permis, en outre, de choisir dans ces derniers services les blessés qu'il trouve intéressants et dont il croit avoir besoin pour sa clinique. En Allemagne le professeur ne fait que passer dans les salles, le plus souvent même. il ne s'y rend pas ; ce que nous appelons la visite avec l'examen et l'étude plus ou moins complète des malades a été faite auparavant par les assistants. Les élèves ne vont guère que dans les salles des cours, dans l'amphithéâtre d'opérations. Lorsque le professeur parcourt les salles, il défile devant les malades avec quelques assistants, faisant une sorte d'inspection, ne s'arrêtant pas au lit des blessés, si ce n'est pour choisir un sujet d'enseignement, ou leur donner quelque encouragement, témoin M. Nussbaum, que nous avons vu dans plusieurs visites tendre, en passant, la main à tous ses malades, qui attendaient assis sur leurs lits la poignée de main de leur chirurgien. C'est dans la salle d'opérations que le professeur examine les malades, qu'il pose son diagnostic, qu'il intervient; chaque jour il fait une leçon, ou plutôt une conférence, ou mieux encore, dans nombre de cas, il prononce quelques paroles en examinant un blessé, puis passe à un autre dont il expose succinctement le diagnostic pour prendre le bistouri et donner soit pendant, soit après l'opération, quelques nouveaux éclaircissements. En un mot, l'enseignement au lit du malade n'existe pas : la leçon, ce que nous appelons la leçon magistrale d'une durée de 40 à 60 minutes, cède la place à l'exposition écourtée, souvent familière, de nombreux cas pathologiques.

Chaque matin, de dix heures à midi, de onze heures à une heure, le professeur fait ainsi passer sous les yeux des élèves plusieurs malades nouveaux, arrivés dans son service par le double mode de recrutement dont j'ai parlé. A côté d'un roulement actif dans les salles de la clinique, se trouve encore un stock quotidien de cas intéressants, fournis par la policlinique, dont l'organisation est des plus simples. La policlinique allemande n'est autre que nos consultations gratuites de chirurgie dans les hôpitaux, que notre pansement du soir à l'Hôtel-Dieu, organisés d'une manière différente et tout particulièrement en vue de l'instruction des élèves. Tous les matins, les malades de la ville peuvent se présenter à l'hôpital afin de recevoir les soins qu'exige leur état, et dès lors être utilisés pour l'enseignement. Le nom du patient, sa demeure, la nature de sa maladie, sont notés sur des registres spéciaux ; l'assistance a lieu à domicile quand il ne peut en être autrement, mais dans tous les cas les opérations sont exécutées à l'amphithéâtre des cours.

Un exemple donnera une idée des ressources énormes qu'offrent les policliniques ; à Halle, ville seulement de 60,000 habitants, pendant l'année 1881, quatre mille malades ont été soignés à la policlinique de M. Volkmann.

Dans les grandes villes, comme Vienne, à côté de ces policliniques hospitalières s'en trouvent d'autres : établissements privés sous la direction de privat-docent, où dans un même local sont réunies à divers étages des salles pour les maladies des yeux, des oreilles, etc., etc. J'ai visité, à Londres, des installations semblables ; les malades y sont mis par trop à la disposition des élèves, des médecins étrangers ou autres auxquels on en donne pour leur argent. Si l'on veut, en effet, fréquenter ces policliniques, il faut payer par mois, par semestre, une somme déterminée ; on cherche dès lors à attirer les élèves, les étrangers en quête d'une spécialité, en leur donnant une certaine initiative, en les laissant exécuter de petites opérations, toutes choses que l'on ne peut faire en France, si l'on n'appartient aux hôpitaux comme interne ou comme externe. J'ai vu pratiquer ainsi des injections interstitielles de teinture d'iode dans des thyroïdes hypertrophiées et exécuter le cathétérisme des voies lacrymales, sans parler d'autres opérations, par des gens bien peu au courant des données chirurgicales et qui certainement n'avaient jamais essayé semblable manœuvre sur le cadavre. Une telle éducation donne une idée de la valeur future des praticiens qui la reçoivent.

Dans le service de M. Billroth les pansements sont faits par les assistants, qui prennent de grandes précautions antiseptiques : toilette des mains, lavage à grande eau des régions malades, etc. ; mais si à la clinique chirurgicale de Vienne le principe de l'asepticisme est affirmé, si l'on s'inspire dans la thérapeutique des plaies des idées de Lister, on n'a pas craint d'apporter de nombreuses modifications dans la confection du pansement. Le mackintosh a été remplacé par une étoffe imperméable meilleur marché, le protective en soie gommée de Lister par l'étoffe de gutta-percha ; quant à la gaze phéniquée, on ne s'en sert même pas, la plupart du temps, on lui substitue de la gaze ordinaire trempée dans la solution phéniquée au moment du besoin. L'étoupe de chanvre et de lin a également été employée. Les solutions d'acide phénique dont on fait usage sont seulement à 3 et à 1 °/₀, la première sert à la plaie et aux instruments, la seconde sert à se laver les mains ; par la faiblesse de cette dernière solution on évite les lésions de l'épiderme, les sensations pénibles, parfois douloureuses, provoquées par la solution forte habituelle (5 °/₀) ; quant aux pulvérisations, elles ne sont faites que d'une manière intermittente.

On a essayé également de remplacer l'acide phénique par l'acide borique, le biborate de soude, le sulfate de soude, mais aujourd'hui on semble définitivement accorder la préférence au premier de ces agents fermenticides.

Le pansement est maintenu par des bandes en gaze ordinaire, en tarlatane d'une certaine résistance, trempées au moment même dans la solution phéniquée; en séchant elles se solidifient et forment une sorte de carapace amidonné créant une immobilisation plus ou moins parfaite. En Allemagne, particulièrement à Vienne, Lister ne reconnaîtrait plus son pansement, il a subi des transformations plus ou moins heureuses, soit, comme on l'a dit, qu'il importe peu à certaines personnes de mieux faire pourvu qu'elles fassent autrement que les autres, soit que le prix élevé des objets nécessaires ait engagé à simplifier le pansement et à utiliser des produits moins chers.

Il n'est pas douteux, d'autre part, que le dernier mot ne saurait avoir été dit en fait de substances antiseptiques. Si l'acide phénique méthodiquement employé met à l'abri des complications nosocomiales, il présente des inconvénients assez sérieux, parfois des dangers tels qu'on doive chercher un autre fermenticide. Deux choses seules, très-probablement, resteront toujours sans changement dans le pansement antiseptique, car elles paraissent être le dernier mot du perfectionnement : ce sont les drains de Chassaignac et les ligatures de catgut.

Je n'ai pas séjourné à Vienne un temps suffisant pour juger de l'efficacité des pansements mis en usage, l'infection purulente, la septicémie, m'a-t-on dit, avaient disparu ; de temps à autre encore quelques érysipèles, exceptionnellement des gangrènes diffuses.

En dehors des statistiques récentes qui, du reste, ne diffèrent pas notablement de celles publiées alors que l'on pratiquait le pansement à ciel ouvert (sauf cependant pour ce qui regarde la suppuration, la fièvre et la durée de la guérison), je serais très-porté à croire à l'innocuité de l'intervention chirurgicale dans un tel milieu, si j'en juge par l'audace du professeur. Je laisse de côté les hystérectomies par voie vaginale pour cancer de l'utérus et dont je n'ai vu aucun exemple; chez les femmes qui ont guéri, la récidive a été habituellement rapide, et en supposant que les suites opératoires soient simples dans la grande majorité des cas, une telle intervention ne serait pas justifiée.

En est-il de même pour une opération nouvelle qui de prime abord paraît invraisemblable, non pas tant comme manuel opératoire que comme opération de soulagement, de survie possible? Je veux parler de la résection d'une partie de l'estomac pratiquée plusieurs fois par M. Billroth, pour cancer du pylore.

Dans le musée anatomo-pathologique du professeur, j'ai examiné sept tumeurs du pylore enlevées sur le vivant. Trois fois les malades avaient succombé dans les quarante-huit premières heures, les autres ont survécu un temps plus ou moins long après avoir retiré un bénéfice réel de l'opération.

A la clinique de M. Billroth j'ai interrogé et examiné avec soin deux femmes qui avaient subi, l'une depuis trois mois, l'autre depuis près de six mois, l'ablation du pylore pour carcinome, j'ai eu en main les tumeurs enlevées, dont la nature n'était pas douteuse; il n'y avait pas trace de récidive, les malades avaient repris leurs occupations habituelles, elles s'alimentaient comme par le passé et leur état général paraissait excellent. M. A. Wölfler, assistant du professeur, a bien voulu, avec une obligeance extrême, me décrire et exécuter sous mes yeux sur le cadavre la résection de l'estomac; ce n'est point ici le lieu de décrire cette opération (1) dont tous les temps sont parfaitement réglés et qui, quoi qu'on en puisse penser *à priori*, trouve son indication dans le cas de cancer circonscrit, oblitérant l'orifice pylorique et susceptible d'entraîner la mort plutôt par inanition que par toute autre cause.

Les résultats que j'ai constatés, la simplicité du manuel opératoire, m'engageraient à pratiquer la même opération dans les cas, bien entendu, où par les signes, la marche de la tumeur, il serait permis d'intervenir ; le cancer opérable est loin, en effet, d'être la règle. Ces audaces opératoires sont aujourd'hui justifiées sans que l'on confonde cependant, comme le faisait judicieusement observer M. Volkmann, possibilité et indications d'opération.

Il est incontestable qu'en Allemagne on a beaucoup plus généralement qu'en France mis en pratique le pansement antiseptique; rien d'étonnant, dès lors, que l'on en ait tiré un plus grand parti.

La plupart de ces opérations, réputées impossibles en raison des dangers qu'elles font courir aux malades, ont été pratiquées autrefois chez nous, mais abandonnées en raison de leur gravité; n'est-ce pas un de nos compatriotes, Reybard, qui en 1843 pratiqua chez un malade, dont la survie fut de plusieurs mois, la résection d'une partie de l'S iliaque atteinte de dégénérescence cancéreuse ?

---

(1) *Ueber die ausgefürhten resectionen des carcinomatosen pylorus*, Von A. Wolfler. Wien, 1881,

La poudre d'iodoforme n'est plus autant en honneur à l'hôpital général de Vienne, on l'emploie surtout dans les plaies des orifices naturels et sous forme de flèches dans les trajets fongueux des lésions articulaires et osseuses.

A Leipsick, M. le professeur Thiersch utilise l'acide salicylique dans les pansements au lieu de l'acide phénique, il ne se sert de l'eau phéniquée que pour les pulvérisations. Faites avec de l'eau salicylique, les pulvérisations sont insupportables, elles font tousser et éternuer presque constamment l'opérateur et les aides ; on éprouve encore semblable désagrément, mais à un moindre degré, lorsqu'on manie la gaze salicylique. L'ouate, la gaze, sont remplacées par une sorte de chanvre (*jute*), provenant de diverses plantes du Bengale (*Corchorus capsularis* et autres), imprégné d'acide salicylique; ce produit est meilleur marché que le coton, la gaze, habituellement employés.

Les bons résultats obtenus doivent certainement être attribués en partie aux magnifiques conditions dans lesquelles l'hôpital est installé. Etabli dans un quartier isolé de la ville, le service chirurgical tout entier se trouve installé dans des baraquements du système américain. Chacune de ces baraques constitue une salle qui contient 24 lits ; les murs sont en briques, le toit en bois avec de nombreux ventilateurs. Des canaux aspirateurs évacuent l'air vicié; entre chaque lit, une fenêtre double; la salle très-éclairée, très-aérée, est chauffée par deux calorifères à air chaud, et pourvue de robinets d'eau froide et d'eau chaude en toute saison.

Les baraques parallèles et très-distantes les unes des autres communiquent ensemble par un large couloir ; chacune d'elles est annuellement évacuée pendant un certain temps. Chaque baraquement, précédé d'une antichambre où se tient le personnel de garde, est muni de cabinets désinfectés d'après un système hollandais, et dont la seule installation aurait coûté 30,000 thalers à la ville de Leipsick (112,000 fr. environ). Le but est pleinement obtenu, pas la moindre odeur n'est perçue, soit dans les cabinets qui communiquent directement avec la salle même, soit avec les canaux-égouts.

L'entretien d'un tel système de désinfection ne coûte presque rien ; il est basé sur les propriétés désinfectantes d'un mélange de goudron, de chaux et de divers chlorures en proportions déterminées.

C'est dans l'hôpital de cette ville que j'ai trouvé l'arsenal de chirurgie le plus complet ; tous les instruments sont renfermés dans des boîtes étiquetées, placées dans de larges vitrines, au pourtour de l'amphithéâtre d'opérations ; ils ré-pondent aux progrès réalisés dans ces dernières années et constituent un matériel opératoire de premier ordre.

Je vois encore M. Thiersch faisant des sutures pour une rhinoplastie et une plaie de l'avant-bras ; sur la table voi-sine était ouverte une large boîte renfermant des centaines d'aiguilles, de formes, de longueurs différentes. A côté une autre boîte contenant des fils de tout genre, pour toute espèce de sutures ; en un mot il avait sous la main ce dont il pouvait avoir besoin.

Ce sont là, pensera-t-on, des détails, des faits d'une bien minime importance ; oui, assurément, quand on fait de la chirurgie en chambre ; mais un chirurgien, à la tête d'un service hospitalier, ne saurait partager une telle manière de voir ; dans la pratique des opérations, le mieux, en effet, ne saurait être l'ennemi du bien, et une instrumentation conve-nable est chose aussi précieuse qu'une bonne assistance.

A Dresde, l'hôpital est construit sur le même plan que celui de Leipsick ; il en est de même du récent hôpital de

Halle sur la Saale, placé sous la direction de M. le professeur R. Volkmann.

J'emploie à dessein le mot direction : le professeur de clinique, dont les conseils ont été suivis lors de la création d'un tel bâtiment, a, en effet, la haute main dans cet hôpital qui est spécialement et uniquement affecté à son enseignement ; il agit en maître, non-seulement comme chirurgien, mais comme administrateur ; d'une main il tient le bistouri et de l'autre les cordons de la bourse.

Située sur la voie ferrée de Berlin à Leipsick, Halle n'est distante que de quarante minutes de ce grand centre universitaire. Rien en dehors de la clinique chirurgicale ne peut y attirer les médecins étrangers, ils y trouvent un accueil empressé, les plus grandes facilités leur sont données pour voir, pour contrôler par eux-mêmes; professeur et assistants mettent une extrême obligeance à laisser examiner les malades, à montrer les résultats obtenus.

Les quelques jours passés à Halle, où les distractions ne sont guère plus grandes qu'à Bourg en Bresse, m'ont laissé un des meilleurs souvenirs de mon passage en Allemagne. Situé un peu en dehors de la ville, qu'il domine, l'hôpital, terminé depuis deux ans, est construit d'après le plan du magnifique hôpital de baraquements de Leipsick avec certaines améliorations concernant le chauffage, qui en enlèvent toutes les défectuosités. Constitué par quatre pavillons de trente lits chacun, il ne contient que 120 malades des deux sexes et de tout âge. Les pavillons, très-distants les uns des autres, sont reliés entre eux par un bâtiment central, où se trouvent quelques salles d'isolement, le musée d'anatomie pathologique, l'arsenal d'appareils orthopédiques, enfin l'amphithéâtre des cours où se font les opérations. Ce local, très-spacieux, admirablement éclairé, répond à tous les *deside-*

rata de la mise en pratique de la méthode antiseptique, tel que M. Volkmann en comprend l'application.

Tout en appliquant rigoureusement le pansement de Lister, il lui a cependant fait subir quelques modifications qui ont pour but de le rendre meilleur marché et plus facilement applicable. C'est ainsi qu'au lieu des bandes de gaze phéniquée, M. Volkmann se sert de bandes de tarlatane qu'il trempe simplement, toutes roulées, et au moment de s'en servir, dans une solution d'acide phénique à 3 pour 100, ces bandes sont toujours absolument neuves comme toutes les autres pièces de pansement; la même solution est employée à Halle pour tous les besoins des pansements successifs, sauf pour le premier lavage de la plaie, qui se fait avec la solution au maximum (5 pour 100). Les lavages pendant les opérations et lors des pansements ont détrôné la pulvérisation phéniquée ; aussi l'hémicycle où le chirurgien opère est-il carrelé, présentant au centre un égout avec plaque grillagée et une certaine pente pour l'écoulement des liquides.

Les précautions les plus minutieuses sont prises pour qu'aucune infection ne soit possible, on ne peut toucher à un malade sans s'être au préalable lavé et trempé les mains dans la solution phéniquée. A chaque nouvelle opération, le chirurgien, les aides, qui viennent de changer de vêtement, s'acquittent toujours de ce soin. La région où l'on se propose d'opérer est pendant plusieurs minutes lavée avec une brosse et du savon, puis elle est rasée et lavée encore à l'eau phéniquée. Cette toilette de la peau constitue, si l'on veut, le premier temps de toute intervention sanglante ; elle doit être parfaite, et ce n'est pas du premier jour que l'on arrive à manier convenablement la brosse et le savon. Pour les lavages et les irrigations phéniqués, on se sert soit d'un arrosoir en ferblanc, soit d'un irrigateur couramment employé en Suisse, en Allemagne; cet irrigateur n'est autre qu'un récipient en étain, en ferblanc, de forme plus ou moins cylindrique et d'une contenance d'un litre environ; près de la base se trouve un robinet avec tubulure sur lequel est fixé un tube de caoutchouc; en élevant plus ou moins l'instrument, on augmente ou on diminue la force du jet que l'on gradue d'autre part à l'aide du robinet. — Cet appareil est certainement plus simple, plus pratique que notre irrigateur à crémaillère.

Dans le cours d'une opération, un aide verse presque constamment de l'eau phéniquée sur la plaie; l'opération terminée, les vaisseaux sont liés avec du catgut, puis les tissus sont injectés, arrosés dans tous les recoins avec de l'eau phéniquée à 5 p. 100, versée en grande abondance; on place alors les drains, le protective et la gaze phéniquée.

Les diverses pièces de pansement sont fabriquées à Halle, et nulle part nous n'avons vu de la gaze aussi belle. D'une coloration blanche, elle est constituée par un tissu très-fin, d'une grande souplesse, permettant de l'employer sous forme de tampons, de gâteaux. Aussi douce au toucher que du coton, tout aussi malléable, elle recouvre uniformément saillies et dépressions; à l'avantage de ne pas être mal supportée par le malade comme certaines de nos gazes trop apprêtées, plus ou moins grossières, s'ajoute celui d'une occlusion antiseptique parfaite.

Lors d'un pansement, M. Volkmann applique sur la région de nombreuses couches de gaze, il les accumule sous forme de tampons et fait de la gaze un usage aussi libéral que de l'eau phéniquée. Très-partisan d'une compression méthodique qui maintient en contact les surfaces cruentées et favorise la réunion par première intention, il emploie communément le coton à l'acide benzoïque dont les propriétés anti-

septiques sont comparables à celles des produits phéniqués.
Certains pansements pour plaies des membres, par exemple,
sont de véritables bandages réunissant ces trois *desiderata*
d'une importance presque comparable : immobilisation, compression, occlusion aseptique.

A la clinique de Halle, la plupart des pansements sont
renouvelés dans la salle d'opérations ; grâce à tout un système de brancards, de fauteuils-lits roulants, et surtout par le
fait d'un personnel admirablement dressé, un tel *modus faciendi* s'exécute très-simplement, sans perte de temps et au
grand avantage des blessés. Chaque matin une quantité considérable de malades passe ainsi sous les yeux des élèves,
plusieurs opérations sont également faites, et cela dans un
espace de temps relativement court. Le chirurgien, en effet,
ne s'occupe que de l'acte opératoire; tout est préparé, disposé,
le patient endormi lui est présenté (1), il ne s'inquiète pas
de ce que l'on pourrait appeler les préliminaires de l'opération, et abandonne également à ses assistants les ligatures, les sutures et le pansement. On comprend, dès lors, qu'il
soit possible journellement d'exécuter plusieurs opérations
dans une seule matinée, et que dans des services actifs certains chirurgiens chiffrent, après quelques années, par cen-

(1) A Halle comme dans les autres hôpitaux que j'ai visités on emploie
le chloroforme pour l'anesthésie, son action est aidée par une injection
de un centig. à un centig. et demi de morphine, et cela constamment
(au moins chez les adultes). La narcose chloroformique ne doit pas être
poussée jusqu'à résolution complète, le sujet étant cependant parfaitement insensible. Depuis mon retour, j'ai essayé plusieurs fois cette anesthésie mixte pour des opérations de longue durée ; elle offre bien les avantages en question, mais elle présente aussi quelques inconvénients : c'est
ainsi, que chez plusieurs femmes opérées, des vomissements se sont produits au réveil et ont persisté pendant vingt-quatre heures et au-delà.

taines telles ou telles grandes interventions chirurgicales.
Les opérations d'ostéotomie (résection cunéiforme) sont très-
souvent pratiquées dans le service de M. le professeur Volkmann : je lui en ai vu, dans l'espace de quelques jours, exécuter deux pour pied bot varus très-prononcé ; il enleva avec
le ciseau et le maillet une portion du cuboïde et du calca-
néum. Les résections d'articulations y sont également d'une
pratique courante, il en est de même de toutes les opérations
sur le squelette. Les salles de chirurgie de Halle, plus encore qu'à Vienne, m'ont en effet rappelé celle de notre Hôtel-
Dieu par la fréquence des lésions articulaires et osseuses ; la
scrofule et la tuberculose les alimentent et fournissent toute
une série de lésions justiciables de la curette, de la gouge,
du ciseau et du maillet. Ici, la thérapeutique de ces affec-
tions s'inspire de l'innocuité des opérations sanglantes, par
l'application rigoureuse de la méthode antiseptique ; la révul-
sion locale, les cautérisations au fer rouge, l'immobilisation
prolongée ont cédé le pas aux larges ouvertures des articulations dans certaines formes d'arthrites et de résections pré-
coces dans d'autres plus avancées. En Allemagne comme en
Angleterre il ne paraît pas douteux, d'après ce que j'ai vu,
que les chirurgiens n'interviennent beaucoup plus facilement
que nous, dans les lésions articulaires ; ils résèquent plutôt
alors que les lésions sont moins avancées, et par conséquent
opèrent dans de bien meilleures conditions. Cette intervention hâtive doit certainement, ainsi que me le faisait observer M. le professeur Ollier, entrer en ligne de compte au point
de vue des résultats favorables obtenus.

La résection de la hanche, dans la coxalgie, a été faite un
grand nombre de fois par M. Volkmann ; il la pratique au
moyen d'une incision qui n'est pas parallèle à la direction du
fémur, mais qui est dirigée d'arrière en avant et de haut en

bas derrière le grand trochanter ; il ne se contente pas d'abattre la tête articulaire, mais scie au-dessous du grand trochanter. Très souvent, en effet, cette apophyse est malade ; une telle opération rend en outre plus facile l'exploration de la cavité et rend parfaitement libre l'écoulement des liquides. Avec le ciseau et le maillet, on complète l'opération par la large excision des portions osseuses malades, appartenant à la cavité cotyloïde et à son pourtour.

Dans les salles se trouvaient plusieurs résections de la hanche chez des enfants dont le plus âgé avait quatorze ans, deux d'entre eux avaient subi à un certain intervalle une résection des deux hanches ; l'opération remontait à peu de temps. Les malades soumis à des tractions continues étaient en voie de guérison. Je n'en ai vu marcher aucun, mais d'après ce qui m'a été dit, les réséqués de la hanche recouvraient une marche aisée sans aucune espèce de soutien. Au bout de cinq à six jours, M. Volkmann commence à faire exécuter quelques mouvements à la nouvelle articulation, soumise immédiatement après l'opération à une traction de plusieurs kilog. Ces tractions doivent être continuées longtemps, au moins pendant un an chaque nuit. A Halle, on se sert beaucoup des tractions continues pour les lésions articulaires, pour les fractures, etc.; des appareils ingénieux permettent d'obtenir de ce mode de traitement tout ce qu'il paraît pouvoir donner. La contre-extension est réalisée soit par la position du malade, incliné des pieds vers la tête, dans les tractions par exemple sur le membre inférieur, soit à l'aide également de poids et de poulies. Chez un jeune sujet auquel M. Volkmann avait, quelques jours auparavant, pratiqué par son procédé la résection du genou, avec nettoyage complet des fongosités, aucun accident n'était survenu, l'articulation était en voie d'ankylose.

Le mal de Pott est traité chez les enfants par application de l'appareil de Rauchfuss, professeur à Saint-Pétersbourg. Cet appareil, perfectionné par Reyer de Dorpat, est des plus simples : il consiste en deux larges bandes de toile appliquées l'une sur l'autre et cousues ensemble à leur milieu. Les deux extrémités de la bande postérieure sont liées aux deux côtés latéraux et un peu élevés du lit, ou encore à des barres latérales fixées aux extrémités du lit, de manière à ce que cette bande soit plus ou moins tendue entre ces deux côtés ; quant à la bande antérieure qui est immédiatement en contact avec la peau, elle entoure le thorax ou la ceinture et on la fixe en avant.

L'enfant est couché sur cette double bande, de telle sorte qu'elle corresponde à la région malade de la colonne vertébrale. Il se trouve là, couché commodément le ventre ou le thorax en avant, la tête et le bassin reposant sur des coussins ; suspendu dans sa petite barcelonnette, sans rien qui le comprime ou l'attache, libre de ses mouvements, il reste là des heures entières et ne se trouve souvent bien que dans son appareil. Sous l'action du poids de la tête et du siège, la colonne est lentement, progressivement redressée dans un sens contraire à la gibbosité sans qu'aucune sangle ou ressort ne comprime un point quelconque du corps de l'enfant. Dans les cas de mal de Pott cervical, les bandes de Rauchfuss sont inapplicables ; M. Volkmann emploie la distraction, qui agit par le même principe que dans une coxalgie par exemple, et qui s'obtient à l'aide d'un large collier de cuir, aux deux côtés duquel est attachée une corde s'enroulant sur une poulie et supportant un poids variable, absolument comme dans les autres applications de cette méthode.

A la clinique de Halle, on fait grand usage des tractions continues ; dans aucun service je ne les ai vu employer aussi bien et dans un aussi grand nombre de cas. Quant à la contre-extension, elle est le plus habituellement obtenue au moyen d'une bande ronde de caoutchouc passée dans l'aine et d'un poids, dont la corde se réfléchit sur deux poulies, absolument comme pour l'extension.

Dans les scolioses, dans certaines formes de mal de Pott, on préfère aux corsets en plâtre, en cuir, le corset en feutre anglais. Ce tissu, mélangé dans des proportions que nous ignorons, de poils et de gutta-percha, est tout à fait comparable à du carton mesurant 4 à 5 millimètres d'épaisseur; dur comme du bois, il se ramollit après quelques minutes de séjour dans un bain de vapeur. On profite alors de cette grande malléabilité pour l'appliquer, sous forme de corset, sur le sujet placé en auto-suspension, c'est-à-dire dans le maximum de redressement. Ce tissu ainsi moulé sur le tronc, qui est préalablement entouré de quelques tours superposés de bandes mouillées, pour éviter toute brûlure, se solidifie dans l'espace de quelques secondes et réunit ainsi toutes les conditions d'un excellent corset tuteur.

Il y a quelques années, à une des dernières expositions d'hygiène de Bruxelles, M. Volkmann présentait une série d'appareils orthopédiques ingénieusement conçus, que l'on trouve décrits et dessinés dans le catalogue du fabricant Baumgartel, à Halle. Ces appareils sont journellement employés, dans les pansements, pour les fractures, les résections, etc., ils m'ont paru rendre de grands services.

Je termine là ces quelques notes déjà longues, peu soucieux d'entraîner le lecteur jusqu'à Berlin : tant de souvenirs anti-français vous prennent à la gorge dans cette capitale brumeuse de l'empire allemand, que maintes fois, mon ami le docteur Pouzet et moi, nous nous sommes félicités d'avoir commencé notre voyage par d'autres villes : la pensée qu'un train rapide pouvait en quinze heures nous conduire directement à la frontière française nous a soutenus pendant les quelques jours que nous y avons passés. Du reste, les hôpitaux que nous avons visités ne nous ont rien présenté de particulièrement intéressant. Dans les salles de l'hôpital personnel de M. le professeur Langenbeck (*Kœnig.-chirurgische Polcylinicum*), on emploie les antiseptiques sous différentes formes, mais on paraît accorder la préférence à l'acide salicylique. A l'hôpital de la Charité, vaste bâtiment, tout à fait comparable à l'hôpital général de Vienne, M. le professeur Bardeleben fait usage dans son service, pour les pansements, de solutions de chlorure de zinc et de sublimé. Les étoupes qui ont remplacé la gaze sont, ainsi que des bandes de flanelle servant à les maintenir, trempées, au moment de s'en servir, dans une solution de chlorure de zinc ; la solution de sublimé sert pour la toilette des mains ; ces antiseptiques ont complètement remplacé l'acide phénique. A en juger par quelques malades atteints d'érysipèle et de suppuration diffuse, ce mode de pansement serait ici mal appliqué ou bien peu antiseptique ; d'après ce que nous avons vu, nous admettons plus volontiers la première supposition.

L'hôpital de Béthanie, situé dans un quartier excentrique, est installé dans de meilleures conditions que la Charité; les salles bien ventilées ne contiennent que huit à dix lits ; au centre d'immenses cours existent des pavillons séparés, des salles d'isolement pour les maladies contagieuses. Dans le pavillon réservé au croup (les épidémies de diphthérie sont fréquentes à Berlin) se trouvaient plusieurs enfants opérés de la trachéotomie; la mortalité après l'opération serait, nous fut-il dit, de 65 °/₀, les statistiques donnant une moyenne de 35 guérisons.

Partout, en Allemagne, ainsi qu'on a pu le voir, on a

recours aux antiseptiques dans le traitement des plaies ; on les emploie méthodiquement, et si on laisse de côté le pansement rigoureux de Lister, guidés par les mêmes idées théoriques, les chirurgiens se préoccupent, à un égal degré, de lutter contre les germes. De la divergence du *modus faciendi* il semblerait résulter que l'acide phénique n'a pas le monopole de l'antisepsie, ce dont on s'est toujours douté, beaucoup d'autres agents fermenticides lui sont même très-probablement supérieurs ; mais cette divergence de pratique est plus apparente que réelle ; peu importe, en effet, les substances employées, en les supposant toutefois d'un asepticisme égal, pourvu que l'on se conforme aux règles de la méthode.

Si le pansement de Lister ne consistait qu'à mettre des substances phéniquées sur les plaies, il y a beau temps que les complications nosocomiales auraient disparu, car ce n'est pas de ces dernières années seulement que date, en chirurgie, l'emploi de l'acide phénique ; mais ce qu'on appelle le pansement de Lister n'exige pas seulement l'acide phénique, il réclame avant tout un ensemble de précautions, de moyens aseptiques pour lutter contre les causes si nombreuses d'infection ; il demande une surveillance constante pour s'opposer à la pénétration des proto-organismes, ces ennemis invisibles, et constitue toute une thérapeutique chirurgicale nouvelle méritant bien le nom de chirurgie antiseptique.

Deux choses m'ont particulièrement frappé en Allemagne ; l'organisation parfaite de la plupart des services de chirurgie comme aménagement, outillage, et l'assistance opératoire qui permet au professeur de faire beaucoup dans un laps de temps relativement court et d'abandonner à ses aides le soin des pansements. Avec des services comme à Halle, où tout est combiné pour le triomphe de l'antisepsie, on peut croire que les trois grands *desiderata* de la chirurgie sont aujourd'hui obtenus : on évite la douleur grâce au chloroforme ; on évite l'hémorrhagie grâce à la ligature des artères, immortelle découverte d'Ambroise Paré ; on évite enfin la suppuration, les complications des plaies grâce à l'emploi scrupuleux de la méthode antiseptique. Les paroles du Méphistophélès de Gœthe : « Vous étudiez tout au monde, grandes et petites choses pour les laisser en fin de compte aller comme il plaît à Dieu », n'ont plus de sens pour la chirurgie de nos jours, Méphistophélès n'a plus raison, me disait M. le professeur Nussbaum ; il s'adressait à un converti, désireux de les voir de moins en moins justifiées chirurgicalement dans notre grand et beau pays de France.